Day

Breakfast

	CALORIES
_____	_____
_____	_____
_____	_____
_____	_____
_____	_____
_____	_____
TOTAL:	_____

Lunch

	CALORIES
_____	_____
_____	_____
_____	_____
_____	_____
_____	_____
_____	_____
TOTAL:	_____

Dinner

	CALORIES
_____	_____
_____	_____
_____	_____
_____	_____
_____	_____
_____	_____
TOTAL:	_____

Glasses of Water

Hours of Sleep: _____

Stress Level (1-10): _____

Exertion Level (1-10): _____

Energy Level (1-10): _____

Workout

_____

_____

_____

_____

_____

_____

_____

_____

_____

_____

_____

_____

_____

_____

Day

Breakfast	CALORIES
TOTAL:	

Glasses of Water

Hours of Sleep: _____

Stress Level (1-10): _____

Exertion Level (1-10): _____

Energy Level (1-10): _____

Lunch	CALORIES
TOTAL:	

Workout

Dinner	CALORIES
TOTAL:	

Day

Breakfast | CALORIES

_____ _____
_____ _____
_____ _____
_____ _____
_____ _____

TOTAL: _____

Glasses of Water

Hours of Sleep: _____
Stress Level (1-10): _____
Exertion Level (1-10): _____
Energy Level (1-10): _____

Lunch | CALORIES

_____ _____
_____ _____
_____ _____
_____ _____
_____ _____

TOTAL: _____

Workout

_____
_____
_____
_____
_____
_____
_____
_____
_____
_____
_____
_____
_____
_____

Dinner | CALORIES

_____ _____
_____ _____
_____ _____
_____ _____
_____ _____

TOTAL: _____

Day

Breakfast   CALORIES

_____ _____

_____ _____

_____ _____

_____ _____

_____ _____

_____ _____

TOTAL: _____

Glasses of Water

Hours of Sleep: _____

Stress Level (1-10): _____

Exertion Level (1-10): _____

Energy Level (1-10): _____

Lunch   CALORIES

_____ _____

_____ _____

_____ _____

_____ _____

_____ _____

_____ _____

TOTAL: _____

Workout

_____

_____

_____

_____

_____

_____

_____

Dinner   CALORIES

_____ _____

_____ _____

_____ _____

_____ _____

_____ _____

_____ _____

TOTAL: _____

_____

_____

_____

_____

_____

_____

Day

Breakfast CALORIES

_____
_____
_____
_____
_____
_____

TOTAL: _____

Glasses of Water

Hours of Sleep: _____
Stress Level (1-10): _____
Exertion Level (1-10): _____
Energy Level (1-10): _____

Lunch CALORIES

_____
_____
_____
_____
_____

TOTAL: _____

Workout

_____
_____
_____
_____
_____
_____

Dinner CALORIES

_____
_____
_____
_____
_____

TOTAL: _____

_____
_____
_____
_____
_____

Day

Breakfast CALORIES

_____ _____
_____ _____
_____ _____
_____ _____
_____ _____
_____ _____

TOTAL: _____

Lunch CALORIES

_____ _____
_____ _____
_____ _____
_____ _____
_____ _____
_____ _____

TOTAL: _____

Dinner CALORIES

_____ _____
_____ _____
_____ _____
_____ _____
_____ _____

TOTAL: _____

Glasses of Water

Hours of Sleep: _____
Stress Level (1-10): _____
Exertion Level (1-10): _____
Energy Level (1-10): _____

Workout

_____
_____
_____
_____
_____
_____
_____
_____
_____
_____
_____
_____
_____

Day

Breakfast CALORIES

_____ _____
_____ _____
_____ _____
_____ _____
_____ _____
_____ _____

TOTAL: _____

Lunch CALORIES

_____ _____
_____ _____
_____ _____
_____ _____
_____ _____

TOTAL: _____

Dinner CALORIES

_____ _____
_____ _____
_____ _____
_____ _____
_____ _____

TOTAL: _____

Glasses of Water

Hours of Sleep: _____
Stress Level (1-10): _____
Exertion Level (1-10): _____
Energy Level (1-10): _____

Workout

_____
_____
_____
_____
_____
_____
_____
_____
_____
_____
_____
_____
_____

Day

Breakfast
CALORIES

_____ _____
_____ _____
_____ _____
_____ _____
_____ _____
_____ _____

TOTAL: _____

Lunch
CALORIES

_____ _____
_____ _____
_____ _____
_____ _____
_____ _____
_____ _____

TOTAL: _____

Dinner
CALORIES

_____ _____
_____ _____
_____ _____
_____ _____
_____ _____

TOTAL: _____

Glasses of Water

Hours of Sleep: _____
Stress Level (1-10): _____
Exertion Level (1-10): _____
Energy Level (1-10): _____

Workout

_____
_____
_____
_____
_____
_____
_____
_____
_____
_____
_____
_____
_____
_____

Day

Breakfast   CALORIES

_____ _____

_____ _____

_____ _____

_____ _____

_____ _____

TOTAL: _____

Glasses of Water

[ ] [ ] [ ] [ ]

[ ] [ ] [ ] [ ]

Hours of Sleep: _____

Stress Level (1-10): _____

Exertion Level (1-10): _____

Energy Level (1-10): _____

Lunch   CALORIES

_____ _____

_____ _____

_____ _____

_____ _____

_____ _____

TOTAL: _____

Workout

_____

_____

_____

_____

_____

_____

Dinner   CALORIES

_____ _____

_____ _____

_____ _____

_____ _____

_____ _____

TOTAL: _____

_____

_____

_____

_____

_____

_____

Day

Breakfast   CALORIES

_____ _____
_____ _____
_____ _____
_____ _____
_____ _____
_____ _____

TOTAL: _____

Lunch   CALORIES

_____ _____
_____ _____
_____ _____
_____ _____
_____ _____

TOTAL: _____

Dinner   CALORIES

_____ _____
_____ _____
_____ _____
_____ _____
_____ _____

TOTAL: _____

Glasses of Water

Hours of Sleep: _____
Stress Level (1-10): _____
Exertion Level (1-10): _____
Energy Level (1-10): _____

Workout

_____
_____
_____
_____
_____
_____
_____
_____
_____
_____
_____
_____
_____

Day

Breakfast   CALORIES

_____   _____
_____   _____
_____   _____
_____   _____
_____   _____
_____   _____

TOTAL: _____

Glasses of Water

Hours of Sleep: _____
Stress Level (1-10): _____
Exertion Level (1-10): _____
Energy Level (1-10): _____

Lunch   CALORIES

_____   _____
_____   _____
_____   _____
_____   _____
_____   _____
_____   _____

TOTAL: _____

Workout

_____
_____
_____
_____
_____
_____
_____
_____
_____
_____
_____
_____
_____
_____
_____

Dinner   CALORIES

_____   _____
_____   _____
_____   _____
_____   _____
_____   _____
_____   _____

TOTAL: _____

Day

Breakfast   CALORIES

_____   _____
_____   _____
_____   _____
_____   _____
_____   _____
_____   _____

TOTAL: _____

Glasses of Water

Hours of Sleep: _____
Stress Level (1-10): _____
Exertion Level (1-10): _____
Energy Level (1-10): _____

Lunch   CALORIES

_____   _____
_____   _____
_____   _____
_____   _____
_____   _____

TOTAL: _____

Workout

_____
_____
_____
_____
_____
_____
_____

Dinner   CALORIES

_____   _____
_____   _____
_____   _____
_____   _____
_____   _____

TOTAL: _____

_____
_____
_____
_____
_____
_____

Day

Breakfast

CALORIES

_____

_____

_____

_____

_____

_____

TOTAL: _____

Lunch

CALORIES

_____

_____

_____

_____

_____

_____

TOTAL: _____

Dinner

CALORIES

_____

_____

_____

_____

_____

_____

TOTAL: _____

Glasses of Water

Hours of Sleep: _____

Stress Level (1-10): _____

Exertion Level (1-10): _____

Energy Level (1-10): _____

Workout

_____

_____

_____

_____

_____

_____

_____

_____

_____

_____

_____

_____

_____

_____

Breakfast CALORIES

_____ _____
_____ _____
_____ _____
_____ _____
_____ _____
_____ _____

TOTAL: _____

Lunch CALORIES

_____ _____
_____ _____
_____ _____
_____ _____
_____ _____

TOTAL: _____

Dinner CALORIES

_____ _____
_____ _____
_____ _____
_____ _____
_____ _____

TOTAL: _____

Glasses of Water

Hours of Sleep: _____
Stress Level (1-10): _____
Exertion Level (1-10): _____
Energy Level (1-10): _____

Workout

_____
_____
_____
_____
_____
_____
_____
_____
_____
_____
_____
_____
_____

Day

Breakfast   CALORIES

_____   _____
_____   _____
_____   _____
_____   _____
_____   _____
_____   _____

TOTAL: _____

Glasses of Water

Hours of Sleep: _____
Stress Level (1-10): _____
Exertion Level (1-10): _____
Energy Level (1-10): _____

Lunch   CALORIES

_____   _____
_____   _____
_____   _____
_____   _____
_____   _____

TOTAL: _____

Workout

_____
_____
_____
_____
_____
_____
_____

Dinner   CALORIES

_____   _____
_____   _____
_____   _____
_____   _____
_____   _____

TOTAL: _____

_____
_____
_____
_____
_____

Day

Breakfast   CALORIES

_____ _____

_____ _____

_____ _____

_____ _____

_____ _____

_____ _____

TOTAL: _____

Lunch   CALORIES

_____ _____

_____ _____

_____ _____

_____ _____

_____ _____

TOTAL: _____

Dinner   CALORIES

_____ _____

_____ _____

_____ _____

_____ _____

_____ _____

TOTAL: _____

Glasses of Water

Hours of Sleep: _____

Stress Level (1-10): _____

Exertion Level (1-10): _____

Energy Level (1-10): _____

Workout

_____

_____

_____

_____

_____

_____

_____

_____

_____

_____

_____

_____

_____

_____

_____

_____

Day

Breakfast | CALORIES

_____ _____
_____ _____
_____ _____
_____ _____
_____ _____
_____ _____

TOTAL: _____

Lunch | CALORIES

_____ _____
_____ _____
_____ _____
_____ _____
_____ _____
_____ _____

TOTAL: _____

Dinner | CALORIES

_____ _____
_____ _____
_____ _____
_____ _____
_____ _____
_____ _____

TOTAL: _____

Glasses of Water

Hours of Sleep: _____

Stress Level (1-10): _____

Exertion Level (1-10): _____

Energy Level (1-10): _____

Workout

_____
_____
_____
_____
_____
_____
_____
_____
_____
_____
_____
_____

Day

Breakfast   CALORIES

_____ _____

_____ _____

_____ _____

_____ _____

_____ _____

_____ _____

TOTAL: _____

Lunch   CALORIES

_____ _____

_____ _____

_____ _____

_____ _____

_____ _____

_____ _____

TOTAL: _____

Dinner   CALORIES

_____ _____

_____ _____

_____ _____

_____ _____

_____ _____

TOTAL: _____

Glasses of Water

Hours of Sleep: _____

Stress Level (1-10): _____

Exertion Level (1-10): _____

Energy Level (1-10): _____

Workout

_____

_____

_____

_____

_____

_____

_____

_____

_____

_____

_____

_____

Day

Breakfast   CALORIES

_____   _____
_____   _____
_____   _____
_____   _____
_____   _____
_____   _____

TOTAL: _____

Lunch   CALORIES

_____   _____
_____   _____
_____   _____
_____   _____
_____   _____
_____   _____

TOTAL: _____

Dinner   CALORIES

_____   _____
_____   _____
_____   _____
_____   _____
_____   _____
_____   _____

TOTAL: _____

Glasses of Water

Hours of Sleep: _____
Stress Level (1-10): _____
Exertion Level (1-10): _____
Energy Level (1-10): _____

Workout

_____
_____
_____
_____
_____
_____
_____
_____
_____
_____
_____
_____
_____

Day

Breakfast   CALORIES

_____ _____
_____ _____
_____ _____
_____ _____
_____ _____
_____ _____

TOTAL: _____

Glasses of Water

Hours of Sleep: _____
Stress Level (1-10): _____
Exertion Level (1-10): _____
Energy Level (1-10): _____

Lunch   CALORIES

_____ _____
_____ _____
_____ _____
_____ _____
_____ _____
_____ _____

TOTAL: _____

Workout

_____
_____
_____
_____
_____
_____
_____
_____
_____
_____
_____
_____
_____

Dinner   CALORIES

_____ _____
_____ _____
_____ _____
_____ _____
_____ _____
_____ _____

TOTAL: _____

Day

Breakfast   CALORIES

_____   _____

_____   _____

_____   _____

_____   _____

_____   _____

_____   _____

TOTAL: _____

Lunch   CALORIES

_____   _____

_____   _____

_____   _____

_____   _____

_____   _____

TOTAL: _____

Dinner   CALORIES

_____   _____

_____   _____

_____   _____

_____   _____

_____   _____

TOTAL: _____

Glasses of Water

Hours of Sleep: _____

Stress Level (1-10): _____

Exertion Level (1-10): _____

Energy Level (1-10): _____

Workout

_____

_____

_____

_____

_____

_____

_____

_____

_____

_____

_____

_____

_____

_____

Day

Breakfast   CALORIES

_____   _____
_____   _____
_____   _____
_____   _____
_____   _____
_____   _____

TOTAL: _____

Lunch   CALORIES

_____   _____
_____   _____
_____   _____
_____   _____
_____   _____

TOTAL: _____

Dinner   CALORIES

_____   _____
_____   _____
_____   _____
_____   _____
_____   _____

TOTAL: _____

Glasses of Water

Hours of Sleep: _____
Stress Level (1-10): _____
Exertion Level (1-10): _____
Energy Level (1-10): _____

Workout

_____
_____
_____
_____
_____
_____
_____
_____
_____
_____
_____
_____

Day

Breakfast — CALORIES

_____ _____

_____ _____

_____ _____

_____ _____

_____ _____

TOTAL: _____

Glasses of Water

☐ ☐ ☐ ☐

☐ ☐ ☐ ☐

Hours of Sleep: _____

Stress Level (1-10): _____

Exertion Level (1-10): _____

Energy Level (1-10): _____

Lunch — CALORIES

_____ _____

_____ _____

_____ _____

_____ _____

_____ _____

TOTAL: _____

Workout

_____

_____

_____

_____

_____

_____

_____

_____

Dinner — CALORIES

_____

_____

_____

_____

_____

TOTAL: _____

_____

_____

_____

_____

_____

Day

Breakfast   CALORIES

_____   _____
_____   _____
_____   _____
_____   _____
_____   _____
_____   _____

TOTAL: _____

Lunch   CALORIES

_____   _____
_____   _____
_____   _____
_____   _____
_____   _____

TOTAL: _____

Dinner   CALORIES

_____   _____
_____   _____
_____   _____
_____   _____
_____   _____

TOTAL: _____

Glasses of Water

Hours of Sleep: _____

Stress Level (1-10): _____

Exertion Level (1-10): _____

Energy Level (1-10): _____

Workout

_____
_____
_____
_____
_____
_____
_____
_____
_____
_____
_____
_____
_____

Day

Breakfast CALORIES

_____ _____
_____ _____
_____ _____
_____ _____
_____ _____
_____ _____

TOTAL: _____

Glasses of Water

Hours of Sleep: _____
Stress Level (1-10): _____
Exertion Level (1-10): _____
Energy Level (1-10): _____

Lunch CALORIES

_____ _____
_____ _____
_____ _____
_____ _____
_____ _____
_____ _____

TOTAL: _____

Workout

_____
_____
_____
_____
_____
_____

Dinner CALORIES

_____ _____
_____ _____
_____ _____
_____ _____
_____ _____
_____ _____

TOTAL: _____

_____
_____
_____
_____
_____

Breakfast — CALORIES

_____	_____
_____	_____
_____	_____
_____	_____
_____	_____
_____	_____
TOTAL:	_____

Glasses of Water

Hours of Sleep: _____

Stress Level (1-10): _____

Exertion Level (1-10): _____

Energy Level (1-10): _____

Lunch — CALORIES

_____	_____
_____	_____
_____	_____
_____	_____
_____	_____
_____	_____
TOTAL:	_____

Workout

_____

_____

_____

_____

_____

_____

_____

Dinner — CALORIES

_____	_____
_____	_____
_____	_____
_____	_____
_____	_____
_____	_____
TOTAL:	_____

Day

Breakfast CALORIES

_____

_____

_____

_____

_____

_____

TOTAL: _____

Lunch CALORIES

_____

_____

_____

_____

_____

TOTAL: _____

Dinner CALORIES

_____

_____

_____

_____

Glasses of Water

Hours of Sleep: _____

Stress Level (1-10): _____

Exertion Level (1-10): _____

Energy Level (1-10): _____

Workout

_____

_____

_____

_____

_____

_____

_____

_____

_____

_____

_____

_____

_____

Day

Breakfast   CALORIES

_____ _____

_____ _____

_____ _____

_____ _____

_____ _____

_____ _____

TOTAL: _____

Lunch   CALORIES

_____ _____

_____ _____

_____ _____

_____ _____

_____ _____

_____ _____

TOTAL: _____

Dinner   CALORIES

_____ _____

_____ _____

_____ _____

_____ _____

_____ _____

_____ _____

TOTAL: _____

Glasses of Water

Hours of Sleep: _____

Stress Level (1-10): _____

Exertion Level (1-10): _____

Energy Level (1-10): _____

Workout

_____

_____

_____

_____

_____

_____

_____

_____

_____

_____

_____

_____

_____

Day

Breakfast | CALORIES

_____ _____

_____ _____

_____ _____

_____ _____

_____ _____

_____ _____

TOTAL: _____

Glasses of Water

Hours of Sleep: _____

Stress Level (1-10): _____

Exertion Level (1-10): _____

Energy Level (1-10): _____

Lunch | CALORIES

_____ _____

_____ _____

_____ _____

_____ _____

_____ _____

_____ _____

TOTAL: _____

Workout

_____

_____

_____

_____

_____

_____

Dinner | CALORIES

_____ _____

_____ _____

_____ _____

_____ _____

_____ _____

_____ _____

TOTAL: _____

Day

Breakfast   CALORIES

_____ _____
_____ _____
_____ _____
_____ _____
_____ _____
_____ _____

TOTAL: _____

Lunch   CALORIES

_____ _____
_____ _____
_____ _____
_____ _____
_____ _____

TOTAL: _____

Dinner   CALORIES

_____ _____
_____ _____
_____ _____
_____ _____
_____ _____

TOTAL: _____

Glasses of Water

☐ ☐ ☐ ☐
☐ ☐ ☐ ☐

Hours of Sleep: _____
Stress Level (1-10): _____
Exertion Level (1-10): _____
Energy Level (1-10): _____

Workout

_____
_____
_____
_____
_____
_____
_____
_____
_____
_____
_____
_____
_____
_____
_____

Day

Breakfast | CALORIES

_____ _____

_____ _____

_____ _____

_____ _____

_____ _____

_____ _____

TOTAL: _____

Lunch | CALORIES

_____ _____

_____ _____

_____ _____

_____ _____

_____ _____

TOTAL: _____

Dinner | CALORIES

_____ _____

_____ _____

_____ _____

_____ _____

_____ _____

TOTAL: _____

Glasses of Water

Hours of Sleep: _____

Stress Level (1-10): _____

Exertion Level (1-10): _____

Energy Level (1-10): _____

Workout

Day

Breakfast   CALORIES

_____   _____
_____   _____
_____   _____
_____   _____
_____   _____
_____   _____

TOTAL: _____

Glasses of Water

Hours of Sleep: _____
Stress Level (1-10): _____
Exertion Level (1-10): _____
Energy Level (1-10): _____

Lunch   CALORIES

_____   _____
_____   _____
_____   _____
_____   _____
_____   _____

TOTAL: _____

Workout

_____
_____
_____
_____
_____
_____
_____

Dinner   CALORIES

_____   _____
_____   _____
_____   _____
_____   _____
_____   _____

TOTAL: _____

_____
_____
_____

Day

Breakfast
CALORIES

_____ _____
_____ _____
_____ _____
_____ _____
_____ _____
_____ _____

TOTAL: _____

Lunch
CALORIES

_____ _____
_____ _____
_____ _____
_____ _____
_____ _____

TOTAL: _____

Dinner
CALORIES

_____ _____
_____ _____
_____ _____
_____ _____
_____ _____

TOTAL: _____

Glasses of Water

Hours of Sleep: _____
Stress Level (1-10): _____
Exertion Level (1-10): _____
Energy Level (1-10): _____

Workout

_____
_____
_____
_____
_____
_____
_____
_____
_____
_____
_____
_____
_____

Breakfast

CALORIES

_____ _____
_____ _____
_____ _____
_____ _____
_____ _____
_____ _____

TOTAL: _____

Glasses of Water

Hours of Sleep: _____

Stress Level (1-10): _____

Exertion Level (1-10): _____

Energy Level (1-10): _____

Lunch

CALORIES

_____ _____
_____ _____
_____ _____
_____ _____
_____ _____
_____ _____

TOTAL: _____

Workout

_____
_____
_____
_____
_____
_____
_____
_____

Dinner

CALORIES

_____ _____
_____ _____
_____ _____
_____ _____
_____ _____

TOTAL: _____

_____
_____
_____
_____
_____

Day

Breakfast   CALORIES

_____ _____

_____ _____

_____ _____

_____ _____

_____ _____

_____ _____

TOTAL: _____

Lunch   CALORIES

_____ _____

_____ _____

_____ _____

_____ _____

_____ _____

TOTAL: _____

Dinner   CALORIES

_____ _____

_____ _____

_____ _____

_____ _____

_____ _____

TOTAL: _____

Glasses of Water

Hours of Sleep: _____

Stress Level (1-10): _____

Exertion Level (1-10): _____

Energy Level (1-10): _____

Workout

_____

_____

_____

_____

_____

_____

_____

_____

_____

_____

_____

_____

_____

_____

_____

Day

Breakfast CALORIES

_____ _____
_____ _____
_____ _____
_____ _____
_____ _____

TOTAL: _____

Lunch CALORIES

_____ _____
_____ _____
_____ _____
_____ _____
_____ _____

TOTAL: _____

Dinner CALORIES

_____ _____
_____ _____
_____ _____
_____ _____
_____ _____

TOTAL: _____

Glasses of Water

Hours of Sleep: _____
Stress Level (1-10): _____
Exertion Level (1-10): _____
Energy Level (1-10): _____

Workout

_____
_____
_____
_____
_____
_____
_____
_____
_____
_____
_____
_____
_____
_____
_____

Day

Breakfast
CALORIES

_____

_____

_____

_____

_____

_____

TOTAL: _____

Lunch
CALORIES

_____

_____

_____

_____

_____

TOTAL: _____

Dinner
CALORIES

_____

_____

_____

_____

_____

TOTAL: _____

Glasses of Water

Hours of Sleep: _____

Stress Level (1-10): _____

Exertion Level (1-10): _____

Energy Level (1-10): _____

Workout

_____

_____

_____

_____

_____

_____

_____

_____

_____

_____

_____

_____

_____

_____

Day

Breakfast CALORIES

_____ _____
_____ _____
_____ _____
_____ _____
_____ _____
_____ _____

TOTAL: _____

Lunch CALORIES

_____ _____
_____ _____
_____ _____
_____ _____
_____ _____

TOTAL: _____

Dinner CALORIES

_____ _____
_____ _____
_____ _____
_____ _____
_____ _____

TOTAL: _____

Glasses of Water

Hours of Sleep: _____
Stress Level (1-10): _____
Exertion Level (1-10): _____
Energy Level (1-10): _____

Workout

_____
_____
_____
_____
_____
_____
_____
_____
_____
_____
_____
_____
_____
_____
_____

Day

Breakfast   CALORIES

_____   _____

_____   _____

_____   _____

_____   _____

_____   _____

_____   _____

TOTAL: _____

Glasses of Water

☐ ☐ ☐ ☐
☐ ☐ ☐ ☐

Hours of Sleep: _____

Stress Level (1-10): _____

Exertion Level (1-10): _____

Energy Level (1-10): _____

Lunch   CALORIES

_____   _____

_____   _____

_____   _____

_____   _____

_____   _____

_____   _____

TOTAL: _____

Workout

_____

_____

_____

_____

_____

_____

_____

Dinner   CALORIES

_____   _____

_____   _____

_____   _____

_____   _____

_____   _____

_____   _____

TOTAL: _____

_____

_____

_____

_____

_____

_____

Day

Breakfast   CALORIES

_____   _____
_____   _____
_____   _____
_____   _____
_____   _____
_____   _____

TOTAL: _____

Lunch   CALORIES

_____   _____
_____   _____
_____   _____
_____   _____
_____   _____

TOTAL: _____

Dinner   CALORIES

_____   _____
_____   _____
_____   _____
_____   _____
_____   _____

TOTAL: _____

Glasses of Water

Hours of Sleep: _____
Stress Level (1-10): _____
Exertion Level (1-10): _____
Energy Level (1-10): _____

Workout

_____
_____
_____
_____
_____
_____
_____
_____
_____
_____
_____
_____
_____
_____

Day

Breakfast　　　CALORIES

_____ _____
_____ _____
_____ _____
_____ _____
_____ _____
_____ _____

TOTAL: _____

Lunch　　　CALORIES

_____ _____
_____ _____
_____ _____
_____ _____
_____ _____
_____ _____

TOTAL: _____

Dinner　　　CALORIES

_____ _____
_____ _____
_____ _____
_____ _____
_____ _____
_____ _____

TOTAL: _____

Glasses of Water

Hours of Sleep: _____
Stress Level (1-10): _____
Exertion Level (1-10): _____
Energy Level (1-10): _____

Workout

_____
_____
_____
_____
_____
_____
_____
_____
_____
_____
_____
_____
_____
_____
_____

Day

Breakfast   CALORIES

_____ _____

_____ _____

_____ _____

_____ _____

_____ _____

_____ _____

TOTAL: _____

Lunch   CALORIES

_____ _____

_____ _____

_____ _____

_____ _____

_____ _____

_____ _____

TOTAL: _____

Dinner   CALORIES

_____ _____

_____ _____

_____ _____

_____ _____

_____ _____

_____ _____

TOTAL: _____

Glasses of Water

Hours of Sleep: _____

Stress Level (1-10): _____

Exertion Level (1-10): _____

Energy Level (1-10): _____

Workout

_____

_____

_____

_____

_____

_____

_____

_____

_____

_____

_____

_____

_____

_____

_____

Day

Breakfast   CALORIES

_____ _____
_____ _____
_____ _____
_____ _____
_____ _____
_____ _____

TOTAL: _____

Lunch   CALORIES

_____ _____
_____ _____
_____ _____
_____ _____
_____ _____

TOTAL: _____

Dinner   CALORIES

_____ _____
_____ _____
_____ _____
_____ _____
_____ _____

TOTAL: _____

Glasses of Water

Hours of Sleep: _____
Stress Level (1-10): _____
Exertion Level (1-10): _____
Energy Level (1-10): _____

Workout

_____
_____
_____
_____
_____
_____
_____
_____
_____
_____
_____
_____
_____

Breakfast | CALORIES

_____ _____
_____ _____
_____ _____
_____ _____
_____ _____
_____ _____

TOTAL: _____

Glasses of Water

Hours of Sleep: _____
Stress Level (1-10): _____
Exertion Level (1-10): _____
Energy Level (1-10): _____

Lunch | CALORIES

_____ _____
_____ _____
_____ _____
_____ _____
_____ _____
_____ _____

TOTAL: _____

Workout

_____
_____
_____
_____
_____
_____

Dinner | CALORIES

_____ _____
_____ _____
_____ _____
_____ _____
_____ _____

TOTAL: _____

_____
_____
_____
_____
_____

Day

Breakfast — CALORIES

_____ _____
_____ _____
_____ _____
_____ _____
_____ _____
_____ _____

TOTAL: _____

Lunch — CALORIES

_____ _____
_____ _____
_____ _____
_____ _____
_____ _____
_____ _____

TOTAL: _____

Dinner — CALORIES

_____ _____
_____ _____
_____ _____
_____ _____
_____ _____

TOTAL: _____

Glasses of Water

Hours of Sleep: _____
Stress Level (1-10): _____
Exertion Level (1-10): _____
Energy Level (1-10): _____

Workout

_____
_____
_____
_____
_____
_____
_____
_____
_____
_____
_____
_____
_____
_____

Breakfast CALORIES

_____	_____
_____	_____
_____	_____
_____	_____
_____	_____
_____	_____
TOTAL:	_____

Glasses of Water

Hours of Sleep: _____

Stress Level (1-10): _____

Exertion Level (1-10): _____

Energy Level (1-10): _____

Lunch CALORIES

_____	_____
_____	_____
_____	_____
_____	_____
_____	_____
TOTAL:	_____

Workout

_____

_____

_____

_____

_____

_____

_____

_____

Dinner CALORIES

_____	_____
_____	_____
_____	_____
_____	_____
_____	_____
TOTAL:	_____

_____

_____

_____

Breakfast — CALORIES

_____ _____
_____ _____
_____ _____
_____ _____
_____ _____
_____ _____

TOTAL: _____

Glasses of Water

Hours of Sleep: _____
Stress Level (1-10): _____
Exertion Level (1-10): _____
Energy Level (1-10): _____

Lunch — CALORIES

_____ _____
_____ _____
_____ _____
_____ _____
_____ _____
_____ _____

TOTAL: _____

Workout

_____
_____
_____
_____
_____
_____

Dinner — CALORIES

_____ _____
_____ _____
_____ _____
_____ _____
_____ _____
_____ _____

TOTAL: _____

Day

Breakfast
	CALORIES
TOTAL:	

Lunch
	CALORIES
TOTAL:	

Dinner
	CALORIES
TOTAL:	

Glasses of Water

Hours of Sleep: ——————————
Stress Level (1-10): ——————————
Exertion Level (1-10): ——————————
Energy Level (1-10): ——————————

Workout

Day

Breakfast   CALORIES

_____

_____

_____

_____

_____

_____

TOTAL: _____

Lunch   CALORIES

_____

_____

_____

_____

_____

_____

TOTAL: _____

Dinner   CALORIES

_____

_____

_____

_____

_____

_____

TOTAL: _____

Glasses of Water

Hours of Sleep: _____

Stress Level (1-10): _____

Exertion Level (1-10): _____

Energy Level (1-10): _____

Workout

_____

_____

_____

_____

_____

_____

_____

_____

_____

_____

_____

_____

_____

Day

Breakfast | CALORIES

_____ _____
_____ _____
_____ _____
_____ _____
_____ _____
_____ _____

TOTAL: _____

Glasses of Water

Hours of Sleep: _____
Stress Level (1-10): _____
Exertion Level (1-10): _____
Energy Level (1-10): _____

Lunch | CALORIES

_____ _____
_____ _____
_____ _____
_____ _____
_____ _____

TOTAL: _____

Workout

_____
_____
_____
_____
_____
_____
_____
_____
_____
_____
_____
_____
_____
_____

Dinner | CALORIES

_____ _____
_____ _____
_____ _____
_____ _____
_____ _____

TOTAL: _____

Day

Breakfast CALORIES

_____ _____

_____ _____

_____ _____

_____ _____

_____ _____

_____ _____

TOTAL: _____

Glasses of Water

Hours of Sleep: _____

Stress Level (1-10): _____

Exertion Level (1-10): _____

Energy Level (1-10): _____

Lunch CALORIES

_____ _____

_____ _____

_____ _____

_____ _____

_____ _____

TOTAL: _____

Workout

_____

_____

_____

_____

_____

_____

_____

_____

Dinner CALORIES

_____ _____

_____ _____

_____ _____

_____ _____

_____ _____

_____ _____

TOTAL: _____

Day

Breakfast   CALORIES

_____ _____

_____ _____

_____ _____

_____ _____

_____ _____

_____ _____

TOTAL: _____

Glasses of Water

Hours of Sleep: _____

Stress Level (1-10): _____

Exertion Level (1-10): _____

Energy Level (1-10): _____

Lunch   CALORIES

_____ _____

_____ _____

_____ _____

_____ _____

_____ _____

TOTAL: _____

Workout

_____

_____

_____

_____

_____

Dinner   CALORIES

_____ _____

_____ _____

_____ _____

_____ _____

_____ _____

TOTAL: _____

_____

_____

_____

_____

_____

_____

Day

Breakfast   CALORIES

_____ _____
_____ _____
_____ _____
_____ _____
_____ _____
_____ _____

TOTAL: _____

Glasses of Water

Hours of Sleep: _____
Stress Level (1-10): _____
Exertion Level (1-10): _____
Energy Level (1-10): _____

Lunch   CALORIES

_____ _____
_____ _____
_____ _____
_____ _____
_____ _____

TOTAL: _____

Workout

_____
_____
_____
_____
_____
_____

Dinner   CALORIES

_____ _____
_____ _____
_____ _____
_____ _____
_____ _____

TOTAL: _____

_____
_____
_____
_____
_____
_____

Breakfast

	CALORIES
_____	_____
_____	_____
_____	_____
_____	_____
_____	_____
_____	_____
TOTAL:	_____

Glasses of Water

Hours of Sleep: _____

Stress Level (1-10): _____

Exertion Level (1-10): _____

Energy Level (1-10): _____

Lunch

	CALORIES
_____	_____
_____	_____
_____	_____
_____	_____
_____	_____
_____	_____
TOTAL:	_____

Workout

_____

_____

_____

_____

_____

_____

_____

Dinner

	CALORIES
_____	_____
_____	_____
_____	_____
_____	_____
_____	_____
TOTAL:	_____

Breakfast

CALORIES

_____
_____
_____
_____
_____
_____

TOTAL: _____

Lunch

CALORIES

_____
_____
_____
_____
_____

TOTAL: _____

Dinner

CALORIES

_____
_____
_____
_____
_____

TOTAL: _____

Glasses of Water

Hours of Sleep: _____
Stress Level (1-10): _____
Exertion Level (1-10): _____
Energy Level (1-10): _____

Workout

_____
_____
_____
_____
_____
_____
_____
_____
_____
_____
_____
_____

Breakfast | CALORIES

_____ _____

_____ _____

_____ _____

_____ _____

_____ _____

_____ _____

TOTAL: _____

Lunch | CALORIES

_____ _____

_____ _____

_____ _____

_____ _____

_____ _____

_____ _____

TOTAL: _____

Dinner | CALORIES

_____ _____

_____ _____

_____ _____

_____ _____

_____ _____

_____ _____

TOTAL: _____

Glasses of Water

Hours of Sleep: _____

Stress Level (1-10): _____

Exertion Level (1-10): _____

Energy Level (1-10): _____

Workout

_____

_____

_____

_____

_____

_____

_____

_____

_____

_____

_____

_____

_____

Day

Breakfast	CALORIES
TOTAL:	

Lunch	CALORIES
TOTAL:	

Dinner	CALORIES
TOTAL:	

Glasses of Water

Hours of Sleep: _____

Stress Level (1-10): _____

Exertion Level (1-10): _____

Energy Level (1-10): _____

Workout

Day

Breakfast	CALORIES
TOTAL:	

Lunch	CALORIES
TOTAL:	

Dinner	CALORIES
TOTAL:	

Glasses of Water

Hours of Sleep: ――――――――――

Stress Level (1-10): ――――――――

Exertion Level (1-10): ―――――――

Energy Level (1-10): ――――――――

Workout

Day

Breakfast   CALORIES

_____   _____
_____   _____
_____   _____
_____   _____
_____   _____
_____   _____

TOTAL: _____

Glasses of Water

Hours of Sleep: _____
Stress Level (1-10): _____
Exertion Level (1-10): _____
Energy Level (1-10): _____

Lunch   CALORIES

_____   _____
_____   _____
_____   _____
_____   _____
_____   _____

TOTAL: _____

Workout

_____
_____
_____
_____
_____
_____
_____
_____

Dinner   CALORIES

_____   _____
_____   _____
_____   _____
_____   _____
_____   _____

TOTAL: _____

_____
_____
_____
_____
_____
_____

Breakfast | CALORIES

_____ | _____
_____ | _____
_____ | _____
_____ | _____
_____ | _____
_____ | _____

TOTAL: | _____

Lunch | CALORIES

_____ | _____
_____ | _____
_____ | _____
_____ | _____
_____ | _____

TOTAL: | _____

Dinner | CALORIES

_____ | _____
_____ | _____
_____ | _____
_____ | _____
_____ | _____

TOTAL: | _____

Glasses of Water

Hours of Sleep: _____

Stress Level (1-10): _____

Exertion Level (1-10): _____

Energy Level (1-10): _____

Workout

_____
_____
_____
_____
_____
_____
_____
_____
_____
_____
_____
_____
_____

Day

Breakfast   CALORIES

_____   _____
_____   _____
_____   _____
_____   _____
_____   _____
_____   _____

TOTAL: _____   _____

Lunch   CALORIES

_____   _____
_____   _____
_____   _____
_____   _____
_____   _____
_____   _____

TOTAL: _____   _____

Dinner   CALORIES

_____   _____
_____   _____
_____   _____
_____   _____
_____   _____

TOTAL: _____   _____

Glasses of Water

Hours of Sleep: _____
Stress Level (1-10): _____
Exertion Level (1-10): _____
Energy Level (1-10): _____

Workout

_____
_____
_____
_____
_____
_____
_____
_____
_____
_____
_____
_____
_____
_____

Breakfast   CALORIES

_____ _____

_____ _____

_____ _____

_____ _____

_____ _____

_____ _____

TOTAL: _____

Lunch   CALORIES

_____ _____

_____ _____

_____ _____

_____ _____

_____ _____

_____ _____

TOTAL: _____

Dinner   CALORIES

_____ _____

_____ _____

_____ _____

_____ _____

_____ _____

_____ _____

TOTAL: _____

Glasses of Water

Hours of Sleep: _____

Stress Level (1-10): _____

Exertion Level (1-10): _____

Energy Level (1-10): _____

Workout

_____

_____

_____

_____

_____

_____

_____

_____

_____

_____

_____

_____

_____

Day

Breakfast
CALORIES

_____ | _____
_____ | _____
_____ | _____
_____ | _____
_____ | _____
_____ | _____

TOTAL: _____

Glasses of Water

Hours of Sleep: _____
Stress Level (1-10): _____
Exertion Level (1-10): _____
Energy Level (1-10): _____

Lunch
CALORIES

_____ | _____
_____ | _____
_____ | _____
_____ | _____
_____ | _____
_____ | _____

TOTAL: _____

Workout

_____
_____
_____
_____
_____
_____

Dinner
CALORIES

_____ | _____
_____ | _____
_____ | _____
_____ | _____
_____ | _____
_____ | _____

TOTAL: _____

Day

Breakfast   CALORIES

_____   _____
_____   _____
_____   _____
_____   _____
_____   _____
_____   _____

TOTAL: _____

Glasses of Water

[ ] [ ] [ ] [ ]
[ ] [ ] [ ] [ ]

Hours of Sleep: _____
Stress Level (1-10): _____
Exertion Level (1-10): _____
Energy Level (1-10): _____

Lunch   CALORIES

_____   _____
_____   _____
_____   _____
_____   _____
_____   _____

TOTAL: _____

Workout

_____
_____
_____
_____
_____
_____
_____
_____

Dinner   CALORIES

_____   _____
_____   _____
_____   _____
_____   _____
_____   _____

TOTAL: _____

Day

Breakfast   CALORIES

_____   _____
_____   _____
_____   _____
_____   _____
_____   _____
_____   _____

TOTAL: _____

Glasses of Water

Hours of Sleep: _____
Stress Level (1-10): _____
Exertion Level (1-10): _____
Energy Level (1-10): _____

Lunch   CALORIES

_____   _____
_____   _____
_____   _____
_____   _____
_____   _____
_____   _____

TOTAL: _____

Workout

_____
_____
_____
_____
_____
_____
_____
_____
_____
_____
_____
_____
_____

Dinner   CALORIES

_____   _____
_____   _____
_____   _____
_____   _____
_____   _____
_____   _____

TOTAL: _____

Day

Breakfast   CALORIES

_____ _____
_____ _____
_____ _____
_____ _____
_____ _____
_____ _____

TOTAL: _____

Lunch   CALORIES

_____ _____
_____ _____
_____ _____
_____ _____
_____ _____

TOTAL: _____

Dinner   CALORIES

_____ _____
_____ _____
_____ _____
_____ _____
_____ _____

TOTAL: _____

Glasses of Water

Hours of Sleep: _____
Stress Level (1-10): _____
Exertion Level (1-10): _____
Energy Level (1-10): _____

Workout

_____
_____
_____
_____
_____
_____
_____
_____
_____
_____
_____
_____
_____
_____

Day

Breakfast   CALORIES

_____

_____

_____

_____

_____

_____

TOTAL: _____

Glasses of Water

Hours of Sleep: _____

Stress Level (1-10): _____

Exertion Level (1-10): _____

Energy Level (1-10): _____

Lunch   CALORIES

_____

_____

_____

_____

_____

TOTAL: _____

Workout

_____

_____

_____

_____

_____

_____

_____

Dinner   CALORIES

_____

_____

_____

_____

_____

TOTAL: _____

_____

_____

_____

_____

_____

Day

Breakfast   CALORIES

_____ _____
_____ _____
_____ _____
_____ _____
_____ _____
_____ _____

TOTAL: _____

Lunch   CALORIES

_____ _____
_____ _____
_____ _____
_____ _____
_____ _____
_____ _____

TOTAL: _____

Dinner   CALORIES

_____ _____
_____ _____
_____ _____
_____ _____
_____ _____
_____ _____

TOTAL: _____

Glasses of Water

Hours of Sleep: _____
Stress Level (1-10): _____
Exertion Level (1-10): _____
Energy Level (1-10): _____

Workout

_____
_____
_____
_____
_____
_____
_____
_____
_____
_____
_____
_____
_____
_____

Day

Breakfast   CALORIES

_____

_____

_____

_____

_____

_____

TOTAL: _____

Lunch   CALORIES

_____

_____

_____

_____

_____

_____

TOTAL: _____

Dinner   CALORIES

_____

_____

_____

_____

_____

TOTAL: _____

Glasses of Water

Hours of Sleep: _____

Stress Level (1-10): _____

Exertion Level (1-10): _____

Energy Level (1-10): _____

Workout

_____

_____

_____

_____

_____

_____

_____

_____

_____

_____

_____

_____

_____

Breakfast   CALORIES

—————————————— ——————————
—————————————— ——————————
—————————————— ——————————
—————————————— ——————————
—————————————— ——————————
—————————————— ——————————

TOTAL: _____

Glasses of Water

Hours of Sleep: ——————————————
Stress Level (1-10): ——————————————
Exertion Level (1-10): ——————————————
Energy Level (1-10): ——————————————

Lunch   CALORIES

—————————————— ——————————
—————————————— ——————————
—————————————— ——————————
—————————————— ——————————
—————————————— ——————————
—————————————— ——————————

TOTAL: _____

Workout

——————————————————————
——————————————————————
——————————————————————
——————————————————————
——————————————————————
——————————————————————
——————————————————————

Dinner   CALORIES

—————————————— ——————————
—————————————— ——————————
—————————————— ——————————
—————————————— ——————————
—————————————— ——————————
—————————————— ——————————

TOTAL: _____

——————————————————————
——————————————————————
——————————————————————
——————————————————————
——————————————————————
——————————————————————

Breakfast · CALORIES

_____ _____
_____ _____
_____ _____
_____ _____
_____ _____

TOTAL: _____

Glasses of Water

Hours of Sleep: _____
Stress Level (1-10): _____
Exertion Level (1-10): _____
Energy Level (1-10): _____

Lunch · CALORIES

_____ _____
_____ _____
_____ _____
_____ _____
_____ _____

TOTAL: _____

Workout

_____
_____
_____
_____
_____
_____
_____

Dinner · CALORIES

_____
_____
_____
_____
_____

TOTAL: _____

Day

Breakfast
CALORIES

_____ _____
_____ _____
_____ _____
_____ _____
_____ _____
_____ _____

TOTAL: _____

Lunch
CALORIES

_____ _____
_____ _____
_____ _____
_____ _____
_____ _____

TOTAL: _____

Dinner
CALORIES

_____ _____
_____ _____
_____ _____
_____ _____
_____ _____

TOTAL: _____

Glasses of Water

Hours of Sleep: _____
Stress Level (1-10): _____
Exertion Level (1-10): _____
Energy Level (1-10): _____

Workout

_____
_____
_____
_____
_____
_____
_____
_____
_____
_____
_____
_____
_____

Day

Breakfast   CALORIES

_____ _____

_____ _____

_____ _____

_____ _____

_____ _____

_____ _____

TOTAL: _____

Lunch   CALORIES

_____ _____

_____ _____

_____ _____

_____ _____

_____ _____

_____ _____

TOTAL: _____

Dinner   CALORIES

_____ _____

_____ _____

_____ _____

_____ _____

_____ _____

TOTAL: _____

Glasses of Water

Hours of Sleep: _____

Stress Level (1-10): _____

Exertion Level (1-10): _____

Energy Level (1-10): _____

Workout

_____

_____

_____

_____

_____

_____

_____

_____

_____

_____

_____

_____

_____

Day

Breakfast CALORIES

_____ _____
_____ _____
_____ _____
_____ _____
_____ _____
_____ _____

TOTAL: _____

Lunch CALORIES

_____ _____
_____ _____
_____ _____
_____ _____
_____ _____

TOTAL: _____

Dinner CALORIES

_____ _____
_____ _____
_____ _____
_____ _____
_____ _____

TOTAL: _____

Glasses of Water

Hours of Sleep: _____

Stress Level (1-10): _____

Exertion Level (1-10): _____

Energy Level (1-10): _____

Workout

_____
_____
_____
_____
_____
_____
_____
_____
_____
_____
_____
_____
_____

Breakfast CALORIES

Glasses of Water

_____

_____

_____

_____

_____

TOTAL: _____

Hours of Sleep: _____

Stress Level (1-10): _____

Exertion Level (1-10): _____

Energy Level (1-10): _____

Lunch CALORIES

Workout

_____

_____

_____

_____

_____

TOTAL: _____

Dinner CALORIES

_____

_____

_____

_____

_____

TOTAL: _____

Day

Breakfast CALORIES

_____ _____
_____ _____
_____ _____
_____ _____
_____ _____
_____ _____

TOTAL: _____

Lunch CALORIES

_____ _____
_____ _____
_____ _____
_____ _____
_____ _____
_____ _____

TOTAL: _____

Dinner CALORIES

_____ _____
_____ _____
_____ _____
_____ _____
_____ _____

TOTAL: _____

Glasses of Water

Hours of Sleep: _____

Stress Level (1-10): _____

Exertion Level (1-10): _____

Energy Level (1-10): _____

Workout

_____
_____
_____
_____
_____
_____
_____
_____
_____
_____
_____

Day

Breakfast CALORIES

_____ _____

_____ _____

_____ _____

_____ _____

_____ _____

_____ _____

TOTAL: _____

Lunch CALORIES

_____ _____

_____ _____

_____ _____

_____ _____

_____ _____

_____ _____

TOTAL: _____

Dinner CALORIES

_____ _____

_____ _____

_____ _____

_____ _____

_____ _____

_____ _____

TOTAL: _____

Glasses of Water

Hours of Sleep: _____

Stress Level (1-10): _____

Exertion Level (1-10): _____

Energy Level (1-10): _____

Workout

_____

_____

_____

_____

_____

_____

_____

_____

_____

_____

_____

_____

_____

Breakfast   CALORIES

_____

_____

_____

_____

_____

TOTAL: _____

Lunch   CALORIES

_____

_____

_____

_____

_____

TOTAL: _____

Dinner   CALORIES

_____

_____

_____

_____

_____

TOTAL: _____

Glasses of Water

Hours of Sleep: _____

Stress Level (1-10): _____

Exertion Level (1-10): _____

Energy Level (1-10): _____

Workout

_____

_____

_____

_____

_____

_____

_____

_____

_____

_____

_____

Day

Breakfast   CALORIES

_____ _____
_____ _____
_____ _____
_____ _____
_____ _____
_____ _____

TOTAL: _____

Lunch   CALORIES

_____ _____
_____ _____
_____ _____
_____ _____
_____ _____

TOTAL: _____

Dinner   CALORIES

_____ _____
_____ _____
_____ _____
_____ _____
_____ _____

TOTAL: _____

Glasses of Water

Hours of Sleep: _____
Stress Level (1-10): _____
Exertion Level (1-10): _____
Energy Level (1-10): _____

Workout

_____
_____
_____
_____
_____
_____
_____
_____
_____
_____
_____
_____
_____
_____
_____

Day

Breakfast   CALORIES

_____   _____
_____   _____
_____   _____
_____   _____
_____   _____
_____   _____

TOTAL: _____

Lunch   CALORIES

_____   _____
_____   _____
_____   _____
_____   _____
_____   _____
_____   _____

TOTAL: _____

Dinner   CALORIES

_____   _____
_____   _____
_____   _____
_____   _____
_____   _____
_____   _____

TOTAL: _____

Glasses of Water

Hours of Sleep: _____
Stress Level (1-10): _____
Exertion Level (1-10): _____
Energy Level (1-10): _____

Workout

_____
_____
_____
_____
_____
_____
_____
_____
_____
_____
• _____
_____
_____

Day

Breakfast   CALORIES

_____ _____

_____ _____

_____ _____

_____ _____

_____ _____

_____ _____

TOTAL: _____

Lunch   CALORIES

_____ _____

_____ _____

_____ _____

_____ _____

_____ _____

_____ _____

TOTAL: _____

Dinner   CALORIES

_____ _____

_____ _____

_____ _____

_____ _____

_____ _____

_____ _____

TOTAL: _____

Glasses of Water

Hours of Sleep: _____

Stress Level (1-10): _____

Exertion Level (1-10): _____

Energy Level (1-10): _____

Workout

_____

_____

_____

_____

_____

_____

_____

_____

_____

_____

_____

_____

_____

_____

_____

_____

Breakfast | CALORIES

_____ _____
_____ _____
_____ _____
_____ _____
_____ _____
_____ _____

TOTAL: _____

Glasses of Water

Hours of Sleep: _____
Stress Level (1-10): _____
Exertion Level (1-10): _____
Energy Level (1-10): _____

Lunch | CALORIES

_____ _____
_____ _____
_____ _____
_____ _____
_____ _____
_____ _____

TOTAL: _____

Workout

_____
_____
_____
_____
_____
_____

Dinner | CALORIES

_____ _____
_____ _____
_____ _____
_____ _____
_____ _____
_____ _____

TOTAL: _____

_____
_____
_____
_____
_____

Breakfast CALORIES

_____	_____
_____	_____
_____	_____
_____	_____
_____	_____
_____	_____

TOTAL: _____

Glasses of Water

Hours of Sleep: _____
Stress Level (1-10): _____
Exertion Level (1-10): _____
Energy Level (1-10): _____

Lunch CALORIES

_____	_____
_____	_____
_____	_____
_____	_____
_____	_____
_____	_____

TOTAL: _____

Dinner CALORIES

_____	_____
_____	_____
_____	_____
_____	_____
_____	_____
_____	_____

TOTAL: _____

Workout

_____
_____
_____
_____
_____
_____
_____
_____
_____
_____
_____
_____
_____

Breakfast | CALORIES

_____

_____

_____

_____

_____

TOTAL: _____

Glasses of Water

Hours of Sleep: _____

Stress Level (1-10): _____

Exertion Level (1-10): _____

Energy Level (1-10): _____

Lunch | CALORIES

_____

_____

_____

_____

_____

TOTAL: _____

Workout

_____

_____

_____

_____

_____

_____

_____

Dinner | CALORIES

_____

_____

_____

_____

_____

TOTAL: _____

_____

_____

_____

_____

_____

Day

Breakfast   CALORIES

_____

_____

_____

_____

_____

_____

TOTAL: _____

Lunch   CALORIES

_____

_____

_____

_____

_____

_____

TOTAL: _____

Dinner   CALORIES

_____

_____

_____

_____

_____

_____

TOTAL: _____

Glasses of Water

Hours of Sleep: _____

Stress Level (1-10): _____

Exertion Level (1-10): _____

Energy Level (1-10): _____

Workout

_____

_____

_____

_____

_____

_____

_____

_____

_____

_____

_____

_____

_____

Day

Breakfast   CALORIES

_____

_____

_____

_____

_____

_____

TOTAL: _____

Glasses of Water

Hours of Sleep: _____

Stress Level (1-10): _____

Exertion Level (1-10): _____

Energy Level (1-10): _____

Lunch   CALORIES

_____

_____

_____

_____

_____

TOTAL: _____

Workout

_____

_____

_____

_____

_____

Dinner   CALORIES

_____

_____

_____

_____

_____

TOTAL: _____

_____

_____

_____

_____

_____

_____

_____

_____

_____

Day

Breakfast | CALORIES

_____

_____

_____

_____

_____

_____

TOTAL: _____

Lunch | CALORIES

_____

_____

_____

_____

_____

TOTAL: _____

Dinner | CALORIES

_____

_____

_____

_____

_____

TOTAL: _____

Glasses of Water

▯ ▯ ▯ ▯

▯ ▯ ▯ ▯

Hours of Sleep: _____

Stress Level (1-10): _____

Exertion Level (1-10): _____

Energy Level (1-10): _____

Workout

_____

_____

_____

_____

_____

_____

_____

_____

_____

_____

_____

_____

_____

_____

Day

Breakfast   CALORIES

_____ _____
_____ _____
_____ _____
_____ _____
_____ _____
_____ _____

TOTAL: _____

Lunch   CALORIES

_____ _____
_____ _____
_____ _____
_____ _____
_____ _____

TOTAL: _____

Dinner   CALORIES

_____ _____
_____ _____
_____ _____
_____ _____
_____ _____

TOTAL: _____

Glasses of Water

☐ ☐ ☐ ☐
☐ ☐ ☐ ☐

Hours of Sleep: _____
Stress Level (1-10): _____
Exertion Level (1-10): _____
Energy Level (1-10): _____

Workout

_____
_____
_____
_____
_____
_____
_____
_____
_____
_____
_____
_____
_____
_____

Day

Breakfast
CALORIES

_____ _____

_____ _____

_____ _____

_____ _____

_____ _____

_____ _____

TOTAL: _____

Glasses of Water

Hours of Sleep: _____

Stress Level (1-10): _____

Exertion Level (1-10): _____

Energy Level (1-10): _____

Lunch
CALORIES

_____ _____

_____ _____

_____ _____

_____ _____

_____ _____

TOTAL: _____

Workout

_____

_____

_____

_____

_____

_____

Dinner
CALORIES

_____ _____

_____ _____

_____ _____

_____ _____

_____ _____

TOTAL: _____

Breakfast — CALORIES

_____ _____
_____ _____
_____ _____
_____ _____
_____ _____
_____ _____

TOTAL: _____

Lunch — CALORIES

_____ _____
_____ _____
_____ _____
_____ _____
_____ _____
_____ _____

TOTAL: _____

Dinner — CALORIES

_____ _____
_____ _____
_____ _____
_____ _____
_____ _____
_____ _____

TOTAL: _____

Glasses of Water

Hours of Sleep: _____
Stress Level (1-10): _____
Exertion Level (1-10): _____
Energy Level (1-10): _____

Workout

_____
_____
_____
_____
_____
_____
_____
_____
_____
_____
_____
_____
_____
_____

Day

Breakfast
CALORIES

_____ _____
_____ _____
_____ _____
_____ _____
_____ _____
_____ _____

TOTAL: _____

Lunch
CALORIES

_____ _____
_____ _____
_____ _____
_____ _____
_____ _____
_____ _____

TOTAL: _____

Dinner
CALORIES

_____ _____
_____ _____
_____ _____
_____ _____
_____ _____
_____ _____

TOTAL: _____

Glasses of Water

Hours of Sleep: _____
Stress Level (1-10): _____
Exertion Level (1-10): _____
Energy Level (1-10): _____

Workout

_____
_____
_____
_____
_____
_____
_____
_____
_____
_____
_____
_____
_____
_____
_____

Day

Breakfast CALORIES

_____ _____
_____ _____
_____ _____
_____ _____
_____ _____
_____ _____

TOTAL: _____

Lunch CALORIES

_____ _____
_____ _____
_____ _____
_____ _____
_____ _____

TOTAL: _____

Dinner CALORIES

_____ _____
_____ _____
_____ _____
_____ _____
_____ _____

TOTAL: _____

Glasses of Water

Hours of Sleep: _____
Stress Level (1-10): _____
Exertion Level (1-10): _____
Energy Level (1-10): _____

Workout

_____
_____
_____
_____
_____
_____
_____
_____
_____
_____
_____
_____

Day

Breakfast   CALORIES

_____ _____

_____ _____

_____ _____

_____ _____

_____ _____

_____ _____

TOTAL: _____

Lunch   CALORIES

_____ _____

_____ _____

_____ _____

_____ _____

_____ _____

TOTAL: _____

Dinner   CALORIES

_____ _____

_____ _____

_____ _____

_____ _____

_____ _____

TOTAL: _____

Glasses of Water

Hours of Sleep: _____

Stress Level (1-10): _____

Exertion Level (1-10): _____

Energy Level (1-10): _____

Workout

_____

_____

_____

_____

_____

_____

_____

_____

_____

_____

_____

_____

_____

Day

Breakfast — CALORIES

_____   _____
_____   _____
_____   _____
_____   _____
_____   _____
_____   _____

TOTAL: _____

Glasses of Water

Hours of Sleep: _____

Stress Level (1-10): _____

Exertion Level (1-10): _____

Energy Level (1-10): _____

Lunch — CALORIES

_____   _____
_____   _____
_____   _____
_____   _____
_____   _____
_____   _____

TOTAL: _____

Workout

_____
_____
_____
_____
_____
_____
_____

Dinner — CALORIES

_____   _____
_____   _____
_____   _____
_____   _____
_____   _____

TOTAL: _____

_____
_____
_____
_____
_____

Day

Breakfast CALORIES

_____ _____

_____ _____

_____ _____

_____ _____

_____ _____

_____ _____

TOTAL: _____

Glasses of Water

Hours of Sleep: _____

Stress Level (1-10): _____

Exertion Level (1-10): _____

Energy Level (1-10): _____

Lunch CALORIES

_____ _____

_____ _____

_____ _____

_____ _____

_____ _____

_____ _____

TOTAL: _____

Workout

_____

_____

_____

_____

_____

_____

_____

Dinner CALORIES

_____ _____

_____ _____

_____ _____

_____ _____

_____ _____

_____ _____

TOTAL: _____

_____

_____

_____

_____

_____

Day

Breakfast

CALORIES

_____ _____

_____ _____

_____ _____

_____ _____

_____ _____

_____ _____

TOTAL: _____

Lunch

CALORIES

_____ _____

_____ _____

_____ _____

_____ _____

_____ _____

TOTAL: _____

Dinner

CALORIES

_____ _____

_____ _____

_____ _____

_____ _____

_____ _____

TOTAL: _____

Glasses of Water

Hours of Sleep: _____

Stress Level (1-10): _____

Exertion Level (1-10): _____

Energy Level (1-10): _____

Workout

_____

_____

_____

_____

_____

_____

_____

_____

_____

_____

_____

_____

_____

_____

_____

Day

Breakfast   CALORIES

_____   _____

_____   _____

_____   _____

_____   _____

_____   _____

_____   _____

TOTAL: _____

Glasses of Water

☐ ☐ ☐ ☐
☐ ☐ ☐ ☐

Hours of Sleep: _____

Stress Level (1-10): _____

Exertion Level (1-10): _____

Energy Level (1-10): _____

Lunch   CALORIES

_____   _____

_____   _____

_____   _____

_____   _____

_____   _____

_____   _____

TOTAL: _____

Workout

_____

_____

_____

_____

_____

_____

Dinner   CALORIES

_____   _____

_____   _____

_____   _____

_____   _____

_____   _____

TOTAL: _____

_____

_____

_____

_____

_____

_____

Day

Breakfast — CALORIES

_____ _____
_____ _____
_____ _____
_____ _____
_____ _____
_____ _____

TOTAL: _____

Lunch — CALORIES

_____ _____
_____ _____
_____ _____
_____ _____
_____ _____
_____ _____

TOTAL: _____

Dinner — CALORIES

_____ _____
_____ _____
_____ _____
_____ _____
_____ _____

TOTAL: _____

Glasses of Water

Hours of Sleep: _____
Stress Level (1-10): _____
Exertion Level (1-10): _____
Energy Level (1-10): _____

Workout

_____
_____
_____
_____
_____
_____
_____
_____
_____
_____
_____
_____
_____
_____

Breakfast — CALORIES

_____	_____
_____	_____
_____	_____
_____	_____
_____	_____
_____	_____
TOTAL:	_____

Lunch — CALORIES

_____	_____
_____	_____
_____	_____
_____	_____
_____	_____
_____	_____
TOTAL:	_____

Dinner — CALORIES

_____	_____
_____	_____
_____	_____
_____	_____
_____	_____
_____	_____
TOTAL:	_____

Glasses of Water

Hours of Sleep: _____

Stress Level (1-10): _____

Exertion Level (1-10): _____

Energy Level (1-10): _____

Workout

_____

_____

_____

_____

_____

_____

_____

_____

_____

_____

_____

_____

_____

_____

Day

Breakfast CALORIES

_____
_____
_____
_____
_____
_____

TOTAL: _____

Glasses of Water

Hours of Sleep: _____
Stress Level (1-10): _____
Exertion Level (1-10): _____
Energy Level (1-10): _____

Lunch CALORIES

_____
_____
_____
_____
_____
_____

TOTAL: _____

Workout

_____
_____
_____
_____
_____
_____
_____
_____
_____
_____
_____
_____

Dinner CALORIES

_____
_____
_____
_____
_____
_____

TOTAL: _____

Breakfast

CALORIES

_____
_____
_____
_____
_____
_____

TOTAL: _____

Glasses of Water

Hours of Sleep: _____
Stress Level (1-10): _____
Exertion Level (1-10): _____
Energy Level (1-10): _____

Lunch

CALORIES

_____
_____
_____
_____
_____

TOTAL: _____

Workout

_____
_____
_____
_____
_____
_____
_____

Dinner

CALORIES

_____
_____
_____
_____
_____

TOTAL: _____

_____
_____
_____
_____
_____

Day

Breakfast   CALORIES

_____

_____

_____

_____

_____

_____

TOTAL: _____

Glasses of Water

Hours of Sleep: _____

Stress Level (1-10): _____

Exertion Level (1-10): _____

Energy Level (1-10): _____

Lunch   CALORIES

_____

_____

_____

_____

_____

_____

TOTAL: _____

Workout

_____

_____

_____

_____

_____

Dinner   CALORIES

_____

_____

_____

_____

_____

_____

TOTAL: _____

24005884R00060

Made in the USA
Middletown, DE
10 September 2015